BEI GRIN MACHT SICH IHR WISSEN BEZAHLT

- Wir veröffentlichen Ihre Hausarbeit,
  Bachelor- und Masterarbeit

- Ihr eigenes eBook und Buch -
  weltweit in allen wichtigen Shops

- Verdienen Sie an jedem Verkauf

Jetzt bei www.GRIN.com hochladen und kostenlos publizieren

Bibliografische Information der Deutschen Nationalbibliothek:

Die Deutsche Bibliothek verzeichnet diese Publikation in der Deutschen National-
bibliografie; detaillierte bibliografische Daten sind im Internet über http://dnb.d-
nb.de/ abrufbar.

Impressum:

Copyright © 2016 GRIN Verlag, Open Publishing GmbH
Druck und Bindung: Books on Demand GmbH, Norderstedt Germany
ISBN: 9783668347465

Dieses Buch bei GRIN:

http://www.grin.com/de/e-book/344968/rechtliche-rahmenbedingungen-im-
gesundheitswesen-sozialstaat-leistungsrecht

Rubi Mauer

Rechtliche Rahmenbedingungen im Gesundheitswesen. Sozialstaat, Leistungsrecht der GKV, Sozialgeheimnis

GRIN Verlag

GRIN - Your knowledge has value

Der GRIN Verlag publiziert seit 1998 wissenschaftliche Arbeiten von Studenten, Hochschullehrern und anderen Akademikern als eBook und gedrucktes Buch. Die Verlagswebsite www.grin.com ist die ideale Plattform zur Veröffentlichung von Hausarbeiten, Abschlussarbeiten, wissenschaftlichen Aufsätzen, Dissertationen und Fachbüchern.

Besuchen Sie uns im Internet:

http://www.grin.com/

http://www.facebook.com/grincom

http://www.twitter.com/grin_com

Einsendearbeit

Alternative A

Eingesendet per Post am 10.06.2016

SRH Fernhochschule Riedlingen

Kompetenzfeld II – Bezugswissenschaften

Modul: Rechtliche Rahmenbedingungen

Studiengang: Prävention und Gesundheitspsychologie

Inhaltsverzeichnis

I

Abkürzungsverzeichnis

AU	Arbeitsunfähigkeit
BDSG	Bundesdatenschutzgesetz
Bzw	beziehungsweise
D.h.	das heißt
DRV	Gesetzliche Rentenversicherung
ePA	Elektronische Patientenakte
Evtl.	eventuell
GKV	Gesetzliche Krankenversicherung
GUV	Gesetzliche Unfallversicherung
MDK	Medizinischer Dienst der Krankenkassen
SGB	Sozialgesetzbuch
z.B.	zum Beispiel

Tabellenverzeichnis

A1 Der Sozialstaat

In der Entstehung des deutschen Sozialstaates wird die Einführung der ersten Sozialversicherungen durch Otto von Bismarck als Basis betrachtet, welche durch sämtliche politischen Regimewechsel in ihrer Existenz unangetastet blieben.[1] 1883 wurde das Krankenversicherungsgesetz erlassen, worauf 1984 das Unfallversicherungsgesetz und 1889 das Invaliditäts- und Altersversicherungsgesetz folgten.[2] Das Sozialsystem wurde weiter ausgebaut: 1912 gab es eine Sozialversicherung für Angestellte und 1927 trat die Arbeitslosenversicherung in Kraft. Als letzte Neuerung der deutschen Sozialversicherung wurde die soziale Pflegeversicherung ab 1994 nach und nach eingeführt.[3] Der Begriff „Sozialstaat" ist inhaltlich von den Begriffen „Wohlfahrtsstaat" (eher ein Ausdruck für die Gewährleistung eines Existenzminimums) und „Soziale Marktwirtschaft" (eher ein Ausdruck für ein Eingreifen des Staates nur bei Fehlentwicklungen des Marktes) abzugrenzen. Was ist aber nun ein Sozialstaat? In einem Handwörterbuch des politischen Systems der Bundesrepublik Deutschland wird er definiert als "die Gesamtheit staatlicher Einrichtungen, Steuerungsmaßnahmen und Normen innerhalb eines demokratischen Systems, mittels derer Lebensrisiken und soziale Folgewirkungen einer kapitalistisch-marktwirtschaftlichen Ökonomie aktiv innerhalb dieser selbst politisch bearbeitet werden. Der Marktprozess sorgt neben der Versorgung mit Gütern auch für eine Vielzahl sozialer Risiken und Problemlagen, die nicht vom Markt selbst reguliert werden können."[4] Der deutsche Sozialstaat entwickelte sich geschichtlich aus der Notwendigkeit, Menschen gegen Krankheiten, Unfälle, Schicksalsschläge oder Naturkatastrophen abzusichern. Daher ist der Begriff „Sozialstaat" immer aktuell zu definieren. Im Laufe der Zeit vervollständigte sich die Absicherung. Auch heute verändern sich Gesetze, Paragrafen und Versicherungsleistungen. Dennoch ist eine Stabilität im Entwicklungsverlauf zu erkennen, wodurch diverse Ausdifferenzierungen eine größere Rolle spielen als grundsätzliche

---

[1] Bundeszentrale für politische Bildung, URL: http://www.bpb.de/politik/grundfragen/deutsche-verhaeltnisse-eine-sozialkunde/138744/historischer-rueckblick (Stand 09.06.2016).
[2] ebenda.
[3] Deutsche Sozialversicherung, URL: http://www.deutsche-sozialversicherung.de/de/wegweiser/einfuehrung.html (Stand 09.06.2016).
[4] Andersen, U./Woyke, W. 2009, S. 627.

Veränderungen. Ein Beispiel dafür ist das vom Bundestag beschlossene „Zweite Pflegestärkungsgesetz (PSG II)", welches am 1. Januar 2016 in Kraft trat. Das neue Begutachtungsverfahren und die Umstellung von Pflegestufe auf Pflegegrad werden voraussichtlich zum 1. Januar 2017 wirksam.[5]

A1.1 Aufgaben des Sozialgesetzbuches

Vor dem Entstehen des Sozialgesetzbuches existierten eine Vielzahl ungeordneter Gesetze und Regelungen. Die großen sozialen Probleme der Nachkriegszeit erforderten Rechtsklarheit, Einheitlichkeit und eine Reformierung des gesamten Sozialrechts.[6] Hierzu sollen die zahlreichen Einzelgesetze übersichtlich geregelt im Sozialrecht zusammengefasst werden. Dieses Vorgehen unterstützt das Rechtsverständnis des Bürgers und fördert sein Vertrauen in den sozialen Rechtsstaat. Weiterhin wird die Rechtsanwendung erheblich erleichtert und die Rechtssicherheit besser gewährleistet. Das Sozialgesetzbuch enthält zur Zeit zwölf Bücher, welche aufgrund des großen Umfangs nicht auf ein Mal, sondern stufenweise verfasst wurden. Weitere Bücher werden erwartet, da diese große Aufgabe längst noch nicht abgeschlossen ist.[7] Der Allgemeine Teil (SGB I) ist in drei Abschnitte aufgeteilt. Teil eins skizziert die Aufgaben des SGB und führt die sozialen Grundrechte auf Teil zwei beinhaltet die Einweisungsvorschriften. Sie informieren den Bürger über Sozialleistungen und die jeweils zuständigen Stellen. Gemeinsame Vorschriften für alle Sozialleistungsbereiche des SGB finden sich schließlich im dritten Teil.[8] Das SGB I definiert die Aufgaben des Sozialgesetzbuches als Programmsatz folgendermaßen:

§ 1 SGB I Aufgaben des Sozialgesetzbuchs

(1) Das Recht des Sozialgesetzbuchs soll zur Verwirklichung sozialer Gerechtigkeit und sozialer Sicherheit Sozialleistungen einschließlich sozialer und erzieherischer Hilfen gestalten. Es soll dazu beitragen, ein menschenwürdiges Dasein zu sichern, gleiche Voraussetzungen für die freie Entfaltung der Persönlichkeit, insbesondere auch für junge Menschen, zu

---

[5] Bundesministerium für Gesundheit, URL:
http://www.bmg.bund.de/themen/pflege/pflegestaerkungsgesetze/pflegestaerkungsgesetz-ii.html (Stand 09.06.2016).
[6] Vgl. Köchling, E./Wassmann, H.: 2015, S.17.
[7] Vgl. Köchling, E.: 2004, S. 15f.
[8] Vgl. RV-SGB I: 2011, S 6.

schaffen, die Familie zu schützen und zu fördern, den Erwerb des Lebensunterhalts durch eine frei gewählte Tätigkeit zu ermöglichen und besondere Belastungen des Lebens, auch durch Hilfe zur Selbsthilfe, abzuwenden oder auszugleichen. (2) Das Recht des Sozialgesetzbuchs soll auch dazu beitragen, dass die zur Erfüllung der in Absatz 1 genannten Aufgaben erforderlichen sozialen Dienste und Einrichtungen rechtzeitig und ausreichend zur Verfügung stehen.[9]

§ 1 fasst also die wesentlichsten Elemente des Sozialstaatsprinzips zusammen, während in § 2 die sozialen Rechte des Bürgers Berücksichtigung finden, welche weitgehend verwirklicht werden sollen.[10] Die Gestaltung von Sozialleistungen soll so erfolgen, dass zu sozialer Sicherheit und sozialer Gerechtigkeit beigetragen wird.

Das Sozialstaatsprinzip garantiert allerdings keine Erfüllung individueller Leistungsansprüche, sondern wirkt ambivalent. Es kann individuelle Rechtspositionen stärken und hat dadurch eine Schutzfunktion für den einzelnen Bürger. Andererseits können individuelle Rechtspositionen durch die staatlich gebotene Funktionsfähigkeit (z. B. der Rentenversicherung) auch verkürzt werden.[11] Die soziale Sicherung nach den Vorstellungen des SGB werden folgendermaßen umgesetzt: Die klassische Dreiteilung des Sozialrechts besteht aus den Prinzipien der Versicherung, der Versorgung und der Fürsorge. In der Sozialversicherung findet eine Klassifizierung sozialer Risiken statt und es wird für einen voraussehbaren Bedarf (in der Gesamtheit, nicht im Einzelfall), durch Beitragsentrichtung vorgesorgt. Tritt der Versicherungsfall ein, besteht ein Leistungsanspruch, welcher aber keine individuelle Bedürftigkeit berücksichtigt.[12] Der Begriff der Versorgung umfasst einseitige staatliche Leistungen aus dem Steuereinkommen für einen typisierten Bedarf nach bestimmten Regeln. Bei der Allgemeinversorgung werden Einkommen und Vermögen des Leistungsempfängers nicht betrachtet (z.B. Kindergeld). Die Sonderversorgung entschädigt für die Allgemeinheit erbrachte oder verursachte Sonderopfer (z.B. Kriegsopferversorgung nach dem Bundesversorgungsgesetz,

---

[9] Vgl. § 1 und § 2 SGB I (Stand 2015).
[10] Ebenda.
[11] Vgl. Degenhart, C.: 2015, S. 234.
[12] Vgl. Waltermann, R.: 2009, S. 35.

sozialrechtliche Entschädigung für Impfschäden oder Entschädigung der Opfer von Gewalttaten).[13] Die Fürsorge soll das Existenzminimum gewährleisten und funktioniert nach dem Subsidiaritätsprinzip[14]. Hier spielt der individuelle Bedarf eine Rolle, daher erfolgt die Fürsorge nachrangig. Das heißt, sie setzt ein, wenn alle anderen Optionen der Selbst- und Fremdhilfe nicht ausreichen. Das Fürsorgeprinzip gilt für die Sozialhilfe, die Grundsicherung gilt für Arbeitsuchende. Das Steueraufkommen finanziert die Fürsorgeleistungen.[15]

A1.2 Rechte und Pflichten im Sozialrechtsverhältnis

Der Begriff Sozialrechtsverhältnis bezeichnet gesetzliche Schuldverhältnisse zwischen Sozialleistungsträgern und Sozialleistungsberechtigten. Der Leistungsberechtigte kann zur Beitragszahlung an den Sozialleistungsträger und letzterer wiederum zur Erfüllung von Leistungsansprüchen verpflichtet werden. Die Sozialleistungen können nach ihrem Inhalt, dem Grad ihrer Verbindlichkeit und ihrer Rechtfertigung eingeteilt werden.[16] Welche Rechte und Pflichten bestehen nun in diesem Sozialrechtsverhältnis für den Sozialleistungsträger und welche Obliegenheiten ergeben sich für den Sozialleistungsempfänger? Die Hauptpflichten des Sozialleistungsträgers bestehen aus Aufklärung, Beratung und Auskunft, welche in § 13, § 14 und § 15 SGB I fixiert sind. Demnach ist die Bevölkerung über Rechte und Pflichten nach dem SGB aufzuklären. Weiterhin hat jeder Bürger ein Recht auf Beratung über Rechte und Pflichten nach dem SGB und die zuständigen Stellen sind verpflichtet, über alle sozialen Angelegenheiten nach diesem Gesetzbuch Auskunft zu erteilen.[17] Weitere Betreuungspflichten ergeben sich auch aus den Vorschriften über die Antragsstellung in § 16 und § 17 SGB I. Beispielsweise müssen Anträge unverzüglich, klar und sachdienlich gestellt, unvollständige Angaben ergänzt und der Zugang zu Sozialleistungen möglichst einfach gestaltet werden[18] Ein Verstoß gegen diese Pflichten seitens des Leistungsträgers kann zu einem sozialrechtlichen Herstellungsanspruch führen. Gerät der Berechtigte durch die Pflichtverletzung in eine nachteilige Lage, wird

---

[13] Vgl. Waltermann, R. 2009, S. 36.
[14] Bundeszentrale für politische Bildung, URL: http://www.bpb.de/nachschlagen/lexika/pocket-europa/16951/subsidiaritaetsprinzip (Stand 09.06.2016).
[15] Vgl. Waltermann, R. 2009, S. 36.
[16] Vgl. Eichenhofer, E.: 2007, S. 97.
[17] Vgl. § 13, §14, § 15 SGB I (Stand 2015).
[18] Vgl. § 16, § 17 SGB I (Stand 2015).

versucht eine Situation herzustellen, die ohne diesen Fehler entstanden wäre. Hierbei handelt es sich nicht um eine direkt ableitbare Regel aus dem SGB, sondern um eine konstruktive Rechtsfortbildung mit dem Ziel der sozialen Gerechtigkeit.[19] Dem einzelnen Bürger werden nicht nur Rechte zugesprochen, sondern auch Pflichten auferlegt. Die §§ 60ff. SGB I regeln die Mitwirkungspflicht des Leistungsempfängers im Sinne der sozialrechtlichen Solidarität. Je höher die bewilligte Leistung ist, umso größer soll die jeweilige Mitwirkung sein. Die Mitwirkung bezieht sich auf die Angaben von Tatsachen, die für die Leistung erheblich sind, auf Vorlegen von Beweismitteln und die Angabe von Änderungen in den Verhältnissen. Auf Verlangen muss der Antragssteller oder Empfänger von Sozialleistungen zur Klärung persönlich erscheinen, sich ärztlichen und psychologischen Untersuchungen (soweit für die Entscheidung über eine Leistung erforderlich) und Heilbehandlungen (soweit eine Verbesserung des Gesundheitszustands zu erwarten ist) unterziehen und an Leistungen zur Partizipation am Arbeitsleben teilnehmen (wenn dadurch die Erwerbs- oder Vermittlungsfähigkeit gefördert oder erhalten wird).[20] Diese umfangreiche Mitwirkungspflicht wird allerdings auch eingeschränkt. Sie besteht unter anderem nicht, wenn ihre Erfüllung in einem unangemessenen Verhältnis zur Sozialleistung steht, die Mitwirkungspflicht nicht zugemutet werden kann, Untersuchungen mit einem Gesundheitsrisiko einhergehen oder die Gefahr einer Strafverfolgung bei Erfüllung besteht.[21] Die Folgen fehlender Mitwirkung ist eine vollständige oder teilweise Versagung der Leistungen. Vorher muss der Betreffende allerdings schriftlich auf die Folgen hingewiesen und ihm eine Frist zur Erfüllung der Mitwirkungspflicht eingeräumt werden.[22] Bei Nachholung kann die Leistung nachträglich ganz oder teilweise gewährt werden.[23] Rechte und Pflichten ergänzen einander. Kommt der Bürger seiner Mitwirkungspflicht nach, stehen ihm eine Reihe von Rechten zu. Neben den allgemeinen sozialen Rechten besteht das Recht auf Bildungs- und Arbeitsförderung, welches Beratung, Förderung und wirtschaftliche Sicherung umfasst. Weiterhin hat jeder Bürger im Rahmen des SGB ein Recht auf Zugang zur Sozialversicherung, um wirtschaftliche Sicherung sowie Schutz, Erhaltung,

---

[19] Vgl. Köchling, E./Wassmann, H.: 2015, S. 107f.
[20] Vgl. §§ 60-64 SGB I (Stand 2015).
[21] Vgl. § 65 SGB I (Stand 2015).
[22] Vgl. § 66 SGB I (Stand 2015).
[23] Vgl. § 67 SGB I (Stand 2015).

Besserung und Wiederherstellung von Gesundheit und Leistungsfähigkeit zu erreichen. Es besteht ein Recht auf soziale Entschädigung bei Gesundheitsschäden, Minderung des Familienaufwands, Zuschuss für eine angemessene Wohnung, Kinder und- Jugendhilfe, Sozialhilfe und Teilhabe behinderter Menschen.[24]

---

[24] Vgl. § 2- § 10 SGB I Stand 2015).

A2 Das Leistungsrecht der GKV

Die Deutsche Sozialversicherung besteht aus fünf Sparten, wovon eine die gesetzliche Krankenversicherung ist. Sie beruht auf der Bismarckschen Sozialgesetzgebung von 1883 und begründete damals einen Rechtsanspruch des Versicherten auf Sachleistungen. Aus dieser Zeit stammt auch die Orientierung der Versicherungsbeiträge am Bruttoeinkommen.[25] Die heutigen gesetzlichen Regelungen befinden sich im fünften Buch des SGB. § 1 SGB V betont die Solidarität und Eigenverantwortung der Versicherten. Demnach hat die GKV als Solidargemeinschaft die Aufgabe, die Gesundheit der Versicherten zu erhalten, wiederherzustellen und zu verbessern, was den Begriffen Prävention, Kuration und Rehabilitation zuzuordnen ist. Jeder Versicherte wird in die Eigenverantwortung genommen. Er soll sein Leben gesundheitsbewusst führen, sich frühzeitig an gesundheitlichen Vorsorgemaßnahmen beteiligen und aktiv an Krankenbehandlung und Rehabilitation mitwirken. Der Eintritt einer Erkrankung oder Behinderung soll somit vermieden oder die Folgen überwunden werden. Hierfür ist auch die Krankenkasse der Trias „Aufklärung, Beratung und Leistung" verpflichtet.[26] Ein verbindlicher Leistungskatalog existiert jedoch nicht. Das SGB V gibt aber den Rechtsrahmen für den Anspruch auf Leistungen vor. Es muss eine ausreichende, bedarfsgerechte medizinische Krankenbehandlung erfolgen. Sie hat dem allgemein anerkannten Stand der medizinischen Wissenschaft zu entsprechen. Dazu gehören ärztliche, zahnärztliche und psychotherapeutische Behandlungen, die häusliche Krankenpflege, Versorgung mit Arznei-, Verbands-, Heil-, und Hilfsmitteln, sowie Leistungen zur medizinischen Rehabilitation und andere Leistungen.[27]

Alle Leistungserbringungen unterstehen dem Wirtschaftlichkeitsgebot. Leistungen müssen demnach ausreichend, zweckmäßig und wirtschaftlich sein.[28] Ausreichend bezeichnet die allgemeine Anerkennung, d.h. dass die Mehrzahl der fachlich Berufenen eines Faches die jeweilige Leistung nach Art und Umfang akzeptieren würden, wobei neue Untersuchungs- und

---

[25] Deutsche Sozialversicherung, URL: http://www.deutsche-sozialversicherung.de/de/krankenversicherung/geschichte.html (Stand 13.5.2016).
[26] Vgl. § 1 SGB V (Stand 2015).
[27] Bundeszentrale für politische Bildung, URL: http://www.bmg.bund.de/themen/krankenversicherung/leistungen/leistungskatalog.html (Stand 13.5.2016).
[28] Vgl. § 12 SGB V (Stand 2015).

Behandlungsmethoden bei entsprechender Anerkennung einbezogen werden.[29] Zweckmäßig ist eine Leistung immer, wenn sie auch medizinisch anerkannt ist. Damit sollen zweckwidrige, überflüssige, sinnlose oder gar gesundheitsschädliche Leistungen verhindert werden. Allerdings kann diese Vorgabe nützliche und wirkungsvolle Leistungen ausschließen, weil sie noch nicht hinreichend erprobt wurden und somit als nicht ausreichend gelten.[30] Eine Maßnahme, die ausreichend und zweckmäßig ist, darf trotzdem nicht die Obergrenze (das Maß des Notwendigen) überschreiten. Sie muss in Bezug auf das Behandlungsziel „unvermeidlich, notwendig, unentbehrlich und erforderlich" sein.[31] So darf z.B. die vollstationäre Behandlung nicht einer teil-, vor- oder nachstationären Versorgung, ambulanten Betreuung oder häuslichen Krankenpflege vorgezogen werden, wenn diese zur Erreichung des Behandlungsziels ausreichend wären.[32] In einigen Fallkonstellationen ist die Abgrenzung allerdings erschwert, was die Gerichte der Sozialgerichtsbarkeit in den letzten Jahren immer wieder beschäftigt hat. Operationen, die früher nur stationär durchgeführt wurden, sind nun auch ambulant möglich. Das führt zu besagter Abgrenzungsproblematik. Sie macht eine weitere Ausdifferenzierung der Gesetze und Definitionen nach dem Kriterium „medizinische Erforderlichkeit" notwendig.[33] Außerdem muss die Leistung als weiteres grundlegendes Prinzip auch der Wirtschaftlichkeit im engeren Sinne entsprechen und das Verhältnis zwischen Kosten und Nutzen berücksichtigen. Hierbei muss abgewogen werden, ob präventive Maßnahmen und frühe Behandlungen eventuelle Folgekosten verhindern könnten.[34] Die Leistungserbringung erfolgt nach dem Sachleistungsprinzip[35], da dem Patient die Behandlung zusteht, nicht jedoch das Geld dafür. (Ausnahmen sind in § 13 Abs. 2-4 SGB V geregelt). Der Versicherte legt beim Arzt die Krankenversicherungskarte vor. Die erbrachte Leistung wird über die kassenärztliche Vereinigung mit der entsprechenden Krankenkasse abgerechnet. Verträge regeln die Beziehungen zwischen der GKV und den Leistungserbringern, da die Krankenkassen ihren Versicherten die Leistung zu

---

[29] Vgl. Voß, B.: 1999, S. 91.
[30] Ebenda, S. 92.
[31] Vgl. § 27 SGB V (Stand 2015).
[32] Vgl. § 39 Abs. 1 SGB V (Stand 2015).
[33] GesR - GesundheitsRecht 6/2014, S. 321-326.
[34] Vgl. Voß, B.: 1999, S. 93.
[35] Vgl. § 2 Abs. 2 SGB V (Stand 2015).

beschaffen haben. Dies geschieht über externe Dritte, die Leistungserbringer.[36] Das Sachleistungsprinzip ist ein elementares Strukturmerkmal und eines der grundlegendsten Prinzipien der GKV und kann ein Instrument zur Kostensteuerung sein.[37] Das Sachleistungsprinzip hat Vorteile für den Versicherten, da dieser keine eigenen Ersparnisse für den Erhalt medizinischer Leistungen aufwenden muss und auch nicht auf nachträgliche Kostenerstattung angewiesen ist.[38] Als nachteilig wird aufgeführt, dass der Versicherte wenig Einfluss auf die Art der Leistungserbringung hat, er kaum ein eigenes Kostenbewusstsein entwickelt und ein sehr hoher Verwaltungsaufwand durch Abrechnungsmodalitäten und Regelungen von Vertragsbeziehungen entstehen.[39] Seit Anfang 2004 ist die Wahl einer Kostenerstattung jedoch möglich, allerdings zeitlich bindend. Sie kann auch auf den ambulanten Bereich beschränkt werden. Die Kosten werden nur bis zu dem Betrag erstattet, welcher der Erbringung einer entsprechenden Sachleistung entspricht. Ein Abschlag soll die fehlende Wirtschaftlichkeitsprüfung und zusätzliche Verwaltungsausgaben ausgleichen. Zuzahlungen werden abgezogen. Da der Versicherte beim Kostenerstattungsprinzip über die Behandlungskosten und die Folgen informiert wird, verspricht man sich ein höheres Kostenbewusstsein.[40] Zusammengefasst bestehen die Grundsätze zur Leistungserbringung aus Solidarität und Eigenverantwortung, Beachtung des Wirtschaftlichkeitsgebots, Sach-, Dienst- und Geldleistungen, (Teil-)Kostenerstattungen und der Verwendung der Versichertenkarte.

A2.1 Krankenbehandlung

Anspruch auf eine Krankenbehandlung für Versicherte besteht, wenn diese notwendig ist, um eine Krankheit zu erkennen, zu heilen, einer Verschlimmerung präventiv zu begegnen oder Krankheitsbeschwerden zu lindern.[41] Der Begriff „Krankheit" wird in der Literatur unterschiedlich definiert und interpretiert. Verschiedene Indikatoren und Sichtweisen tragen häufig nicht zu Klärung bei und so gibt es zahlreiche rechtliche bzw. sozialmedizinische

---

[36] Vgl. Köchling, E./Wassmann, H.: 2015, S. 46.
[37] Vgl. Waltermann, R.: 2011, S. 88.
[38] Vgl. Köchling, E./Wassmann, H.: 2015, S. 47.
[39] ebenda
[40] Vgl § 13 Abs. 2 SGB V (Stand 2015).
[41] Vgl § 27 Abs. 1 SGB V (Stand 2015).

Debatten.[42] Auch das SGB V beinhaltet keine entsprechende Definition. Laut Rechtsprechung wird Krankheit als regelwidriger Körper- oder Geisteszustand bezeichnet, der behandlungsbedürftig ist und/oder Arbeitsunfähigkeit zur Folge hat. Das trifft auch auf stoffgebundene Abhängigkeitserkrankungen zu, nicht jedoch auf normal verlaufende Schwangerschaften oder degenerative Erkrankungen. Die Ursache des Leidens ist für die Definition unbedeutend, sie kann z.B. ein Infekt oder ein Geburtsfehler sein.[43] Der Begriff regelwidrig ist dabei kein allgemein gültiger Maßstab, da er sich auf das Konstrukt „Gesundheit" bezieht. Wird die Erkrankung chronisch und besteht keine Behandlungsbedarf mehr oder kann sie durch Behandlung nicht mehr beeinflusst werden, ist die Krankenversicherung nicht mehr zuständig.[44] Die Krankenbehandlung selbst ist grundsätzlich zu beantragen.[45] Den Begriffen Behandlungsbedürftigkeit und Arbeitsunfähigkeit widmet sich der folgende Abschnitt.

A2.2 Behandlungsbedürftigkeit und Arbeitsunfähigkeit

Behandlungsbedürftigkeit wird als regelwidriger Gesundheitszustand definiert, dessen Einschränkungen so gravierend sind, dass zur Widerherstellung körperlicher oder geistiger Funktion eine ärztliche Behandlung unumgänglich ist. Weiterhin muss eine Behandlungsfähigkeit (die Zugänglichkeit zu medizinischen Behandlungen) möglich sein. Die Ziele der Behandlung lassen sich aus den §§ 27 und 28 SGB V ableiten.[46] Da die Ursache für die Leistungsgewährung, wie schon erwähnt, irrelevant ist, muss die Diagnose einer Erkrankung dem Behandlungsziel dienen. Erreicht werden soll eine Besserung oder Heilung. Unbedingt abzugrenzen von der Behandlungsbedürftigkeit ist die Früherkennung. Diese ist eine Präventionsmaßnahme ohne den Verdacht auf eine Erkrankung.[47] Legt man die Rechtsprechung wörtlich aus, läge demnach keine Krankheit vor, wenn ein regelwidriger körperlicher oder geistiger Zustand entweder nicht

---

[42] Vgl. Köchling, E./Wassmann, H.: 2015, S. 47.
[43] Rechtslexikon, URL http://www.rechtslexikon.net/d/krankheit/krankheit.htm (Stand 09.06.2016).
[44] Springer Gabler Verlag (Herausgeber), Gabler Wirtschaftslexikon, Stichwort: Krankheit, online im Internet: 35/Archiv/11636/krankheit-v12.html
[45] Vgl § 19 SGB IV (Stand 2015).
[46] Vgl. §§ 27 und 28 SGB V (Stand 2015).
[47] Vgl. §§ 25 und 26 SGB V (Stand 2015).

behandlungsbedürftig oder einer Behandlung unzugänglich ist. Eine Behandlungsfähigkeit hat andererseits auch meist eine Behandlungsbedürftigkeit zur Folge, wobei auch hier wieder anzumerken ist, dass beide Begriffe in der Praxis nicht immer ausreichend differenziert verstanden und benutzt werden. Da die Verschlimmerung einer Krankheit verhindert werden soll, kann die Behandlungsbedürftigkeit auch im Frühstadium prognostizierter Krankheitsfolgen vorliegen. Deshalb bezahlt die Krankenkasse zum Beispiel die Leistungen für Kiefer- und Zahnfehlstellungsanomalien. Durch den weit gefassten Maßstab des Begriffes Behandlungsbedürftigkeit ergeben sich letztendlich Vorteile hinsichtlich der Leistungsfinanzierung für den Versicherten.[48] Die Behandlungsbedürftigkeit ist weiterhin von der Pflegebedürftigkeit abzugrenzen. Leistungen werden hier gewährt, um Beschwerden zu lindern, Verschlimmerungen zu verhüten und das Leben zu verlängern.[49] Unbedingt zu erwähnen ist die Notwendigkeit des Vorliegens eines Kausalzusammenhangs zwischen der Krankheit im sozialrechtlichen Sinne und der Behandlungsbedürftigkeit. Die im Sozialrecht vorherrschende „Relevanztheorie" definiert Krankheit als ursächlich (mitursächlich) für die Behandlungsbedürftigkeit, wenn sie im Verhältnis zu anderen Einzelbedingungen wegen ihrer besonderen Beziehungen zum Erfolg dessen Eintritt wesentlich mitbewirkt hat.[50] Dieses Kausalprinzip gilt übrigens auch für die Arbeitsunfähigkeit (AU). Sie liegt vor, wenn der Versicherte nicht oder nur unter erheblicher Verschlimmerungsgefahr fähig ist, der zuletzt ausgeübten (oder einer ähnlichen) Tätigkeit nachzugehen. Dies ist nach derzeitiger Rechtsprechung schon dann gegeben, wenn eine Krankheit im Sinne der GKV (regelwidriger Körper- oder Geisteszustand) eine AU zur Folge hat. Eine Behandlungsbedürftigkeit muss parallel nicht zwingend bestehen. Der Begriff Arbeitsunfähigkeit ist nicht gesetzlich definiert, deshalb hat der gemeinsame Bundesausschuss Richtlinien erlassen, die sich mit der Beurteilung der Arbeitsunfähigkeit und der Wiedereingliederung in das Arbeitsleben befassen.[51] Bedeutung hat der Begriff in der GKV für die Gewährung von Krankengeld, in der GUV für die Gewährung von Verletztengeld, in der GRV für das

---

[48] KZBV, URL: http://www.kzbv.de/warum-eine-kieferorthopaedische-behandlung.139.de.html (Stand 09.06.2016).
[49] Vgl. § 14 SGB XI (Stand 2015).
[50] Vgl. Zimmermann, C.: 2012, S. 172.
[51] G-BA, URL: https://www.g-ba.de/informationen/richtlinien/2/ (Stand 09.06.2016).

Übergangsgeld und im sozialen Entschädigungsrecht für die Gewährung von Versorgungskrankengeld.[52] Das Arbeitsrecht benutzt den Begriff identisch. Normalerweise besteht ein Anspruch auf bis zu sechs Wochen auf Entgeltfortzahlung durch den Arbeitgeber. Die Feststellung der Arbeitsunfähigkeit obliegt der Krankenkasse, den weiteren Sozialversicherungsträgern oder im Streitfall den Gerichten. Ärztliche Atteste (in der Regel ab dem dritten Tag der AU vorzuweisen) gelten nur als medizinische Gutachten und sind keine verbindlichen Feststellungen des behandelnden Arztes über das Vorliegen einer AU.[53]

---

[52] Hollo,D./Gaidzig,P.: 2014, S. 27.
[53] Ebenda.

A3 Das Sozialgeheimnis

Das Sozialgeheimnis gilt als besonderes Amtsgeheimnis neben der ärztlichen Schweigepflicht, dem Steuergeheimnis und dem Statistikgeheimnis. Es ist in § 35 SGB I festgelegt und stellt sicher, dass Sozialversicherte oder Sozialleistungsempfänger nicht zu Unrecht mehr staatlichen Eingriffen ausgesetzt sind als alle anderen natürlichen Personen. Es besteht der Anspruch darauf, dass Sozialdaten[54] nicht unbefugt erhoben, verarbeitet oder genutzt werden. Zum Umgang mit persönlichen Daten der Bürgerinnen und Bürger durch Sozialleistungsträger bedarf es einer gesetzlichen Erlaubnis. Das Sozialgeheimnis wirkt auch innerhalb des Sozialleistungsträgers. Persönliche Daten der Bürger dürfen nur Mitarbeiter kennen, die für die Bearbeitung der entsprechenden Angelegenheiten zuständig sind.[55] Sicher vor dem Zugriff Unbefugter sind auch die Sozialdaten von Beschäftigten und ihrer Angehörigen gegenüber Personen, die Personalentscheidungen treffen. Weiterhin dürfen die Sozialdaten Verstorbener nur nach den Vorschriften des SGB X genutzt werden. Es existieren zahlreiche Einzelregelungen für die Zulässigkeit der Erhebung, Verarbeitung und Nutzung der Sozialdaten für verschiedene Bereiche wie Behörden, Gerichte, Arbeitsschutz, Schutz innerer und äußerer Sicherheit, Unterhaltspflicht, Versorgungsausgleich, Forschung und Planung.[56] Außerdem bestehen Sonderregelungen für verschiedene Sozialleistungsbereiche (Arbeitsförderung[57], Krankenversicherung[58], Rentenversicherung[59], Unfallversicherung[60], Rehabilitation und Teilhabe behinderter Menschen[61] und Pflegeversicherung[62]). Das Sozialgeheimnis ist also Grundlage des Datenschutzes, welcher alle gespeicherten Daten in Dateien und auch Aktendaten erfasst. Es müssen technische und organisatorische Vorkehrungen getroffen werden, um den Zugang zu Daten

---

[54] Vgl. §67 SGB X (Stand 2015).
[55] BfDI, URL:
http://www.bfdi.bund.de/DE/Datenschutz/Themen/Gesundheit_Soziales/GesundheitSozialesArtikel/Sozialgeheimnis.html (Stand 09.06.2016).
[56] Vgl. §§ 67-85a SGB X (Stand 2015).
[57] Vgl. §§ 402 f. SGB III (Stand 2015).
[58] Vgl. §§ 284 ff. SGB V (Stand 2015).
[59] Vgl. § 274 b SGB VI (Stand 2015).
[60] Vgl. §§ 199 ff. SGB VII (Stand 2015).
[61] Vgl. § 130 SGB IX (Stand 2015).
[62] Vgl. §§ 93 ff. SGB XI (Stand 2015).

durch Unbefugte zu verhindern.[63] Werden Privatgeheimnisse verletzt, droht eine Geldstrafe oder eine Freiheitsstrafe von bis zu einem Jahr.[64] Geheimnis bedeutet in diesem Zusammenhang die Einzelangaben über persönliche oder sachliche Verhältnisse einer natürlichen Person, die für die Aufgaben der öffentlichen Verwaltung erfasst worden sind.[65] Weitere Maßnahmen sind arbeitsrechtliche Konsequenzen und Straf- und Bußgeldvorschriften.[66] Als besonders schutzwürdig gelten Daten, die im Kontext Krankheit und Behandlung übermittelt werden. Hier sind vor allem Ärzte, Zahnärzte, Psychologen, Apotheker und Angehörige von Heilberufen angesprochen.[67] Dem Betroffenen steht bei nachgewiesener Verletzung des Datenschutzes das Recht auf Schadenersatz zu[68] und ihm ist grundsätzlich auf Antrag Auskunft über die von ihm gespeicherten Daten zu geben.[69]

A3.1 Offenbarung von Sozialdaten

Es lässt sich also sagen, dass die Offenbarung von Sozialdaten dann nötig ist, wenn personenbezogene Daten einer anderen Person oder Stelle zum Nutzen des betreffenden Bürgers zugänglich gemacht werden müssen. Dazu ist entweder dessen Einwilligung erforderlich[70] oder es liegt eine gesetzliche Offenbarungsbefugnis[71] vor. Die Einwilligungserklärung selbst folgt den Vorschriften in § 67 Satz 2 SGB X. Weitere Möglichkeiten der Offenbarung regeln die §§ 68 bis 75 SGB X. Eingeschränkt wird die Übermittlung besonders schutzwürdiger Daten durch § 76 SGB X, denn sie wäre nur dann zulässig, wenn auch die Person selbst übermittlungsbefugt wäre. Eine weitere Einschränkung kann sich laut § 77 SGB X bei einer Offenbarung in das Ausland und an über- oder zwischenstaatliche Stellen ergeben. Wichtig ist die Beachtung der Zweckbindung und die Geheimhaltungspflicht nach § 78 SGB X. Die Unterscheidung zwischen Offenbarungsrecht und Offenbarungspflicht wird in Tabelle 1 am Beispiel des Arztes verdeutlicht:

---

[63] Vgl. Wirtschaftslexikon, URL:
http://www.wirtschafts-exikon.co/d/sozialgeheimnis/sozialgeheimnis.htm (Stand 09.06.2016).
[64] Vgl. § 203 StGB.
[65] Vgl. Köchling, E./Wassmann, H.: 2015, S. 104.
[66] Vgl. §§ 85 und 85a SGB X (Stand 2015).
[67] Vgl. § 76 Abs. 1 SGB X (Stand 2015).
[68] Vgl. § 82 SGB X (Stand 2015).
[69] Vgl. § 83 Abs. 1 SGB X (Stand 2015).
[70] Vgl. § 67 Satz 1 Nr. 1 SGB X (Stand 2015).
[71] Vgl. § 35 Abs. 2 SGB I, § 67 Satz 1 Nr. 2 SGB X (Stand 2015).

Offenbarungsrechte des Arztes	Offenbarungspflichten des Arztes
- Entbindung von der Schweigepflicht	- Geplante schwere Straftaten
- Stillschweigende Einwilligung	- im Rahmen des Strafvollzugs
- Mutmaßliche Einwilligung	- bei unnatürlichem Tod
- Kindesmisshandlung/-missbrauch	- Meldepflichten von Leichenbeschauern und
- Fremdgefährdung im Straßenverkehr	Obduzenten
- Eigen- und Fremdgefährdung durch	- Angabe der Todesursache bei
psychische Erkrankungen	Feuerbestattungen
- Information an Partner eines HIV-Infizierten	- Meldung meldepflichtiger Erkrankungen
(strittig)	- Unterrichtung eines Partners über
- Vorliegen einer Konfliktlage unter Beachtung	lebensgefährliche übertragbare Krankheiten
der Erforderlichkeit und Angemessenheit	(strittig)
- subjektiv: Arzt muss die rechtfertigenden	- Anzeigepflicht von Geburten
Umstände zum Bruch der Schweigepflicht	- Meldung unerwünschter
haben und den Rettungswillen zur	Arzneimittelwirkungen nach dem jeweiligen
Gefahrenabwehr haben	landesrechtlichen Standesbestimmungen
- Geltendmachung von Honorarforderungen	- Auskunftspflicht über den Organspender
vor Gericht unter Beachtung von	- Abwehr einer erheblichen Gefahr,
Notwendigkeiten, eingeschränkten	Verfolgung von Straftaten, Aufklärung des
Offenbarungen und dem evtl.	Schicksals von Vermissten und Unfallopfern
Verfahrensstadium bei einer Anklage	- zum Zwecke der Weiterbehandlung durch
	einen anderen Arzt mit schriftlicher
	Einwilligung des Patienten
	- gegenüber Kostenträgern zur
	Qualitätssicherung
	- gegenüber dem MDK zum Zwecke der
	Begutachtung und Beratung
	- die AU-Bescheinigung betreffend
	- bei Prüfverfahren der ärztlichen
	Behandlungs- und Vorgehensweise
	- zu Abrechnungszwecken
	- gegenüber der Berufsgenossenschaft bei
	Vorliegen einer Berufskrankheit
	- Auskünfte gegenüber eines
	Sozialversicherungsträgers auf Verlangen

Tabelle 1: Offenbarungsrechte und -pflichten eines Arztes[72]

Die Offenbarungspflicht stellt demnach die Grenze der Schweigepflicht dar und ist gesetzlich detailliert geregelt. In der Praxis ergeben sich trotzdem nicht

---

[72] Vgl.: Deutsches Ärzteblatt: 2005, S. A 293.

immer eindeutige Schlussfolgerungen aus den Gesetzesvorgaben. In der therapeutischen Arbeit bewegen sich die Akteure oft in einem Spannungsfeld zwischen Schweigepflicht, Offenbarungsrecht und Offenbarungspflicht. Soziale Daten sind in vielen Bereichen schutzwürdig und rechtlich geschützt, eine komplexe Ausarbeitung würde allerdings den Rahmen dieser Einsendearbeit sprengen. Dem Schutz der Sozialdaten im Gesundheitswesen als Brückenschlag zur praxisnahen Anwendung des sozialen Datenschutzes widmet sich der nächste Abschnitt.

A3.2 Umsetzung des sozialen Datenschutzes

Der Datenschutz wird in Deutschland grundsätzlich sehr wichtig genommen. Es gibt ein Bundesdatenschutzgesetz (BDSG) und einen Bundesbeauftragten für den Datenschutz und die Informationsfreiheit. Ein Grundpfeiler des Datenschutzes ist das Recht auf (informationelle) Selbstbestimmung. Nicht jede beliebige Person darf Informationen über andere Personen bekommen.[73] Personenbezogene Daten im Gesundheitsbereich sind besonders schützenswert, da hier häufig äußerst private Daten erhoben, verarbeitet und genutzt werden. Für den Datenschutz im Pflegebereich sind gemäß BDSG die Träger der Pflegeeinrichtung für den Datenschutz verantwortlich. Dieser delegiert sie allerdings oft an die Heim- oder Pflegedienstleitung oder die Geschäftsführung der Einrichtung. Da die rechtlichen Grundbestimmungen für den Umgang mit persönlichen Daten in den vorherigen Abschnitten ausführlich dargelegt wurden sei an dieser Stelle zusätzlich erwähnt, dass Datenschutz nicht mit Schweigepflicht verwechselt werden sollte. Letztere betrifft nur einen bestimmten (gesetzlich definierten) Personenkreis. Das trifft auf den Datenschutz nicht zu. Beide (Schweigepflicht und Datenschutz) sollten aber fest im Arbeitsvertrag eines jeden Angestellten in einem medizinischen Berufs sein. Zur Verschwiegenheit ist dieser aber auch beim Fehlen einer solchen Klausel verpflichtet. Weiterhin empfehlen sich regelmäßige Schulungen zu diesem wichtigen Thema.[74] Gegenwärtig ist die elektronische Datenverarbeitung, vor allem in Arzt- und Therapiepraxen undenkbar geworden. Fälschlicherweise wird oft angenommen, dass es sich bei der Verbindung von EDV und Datenschutz

---

[73] Bundesministerium des Innern, URL: http://www.bmi.bund.de/DE/Themen/Gesellschaft-Verfassung/Datenschutz/Informationelle-Selbstbestimmung/informationelle-selbstbestimmung_node.html (Stand 09.6.2016).
[74] Vgl. Bohnes, H.: 2015, S. 26-32.

um technischen Datenschutz handelt (also den Schutz der Daten). Richtig ist aber, dass es um den Schutz derjenigen geht, die dem Arzt, Arzthelfer, Pfleger oder Therapeuten die Daten anvertraut haben. Der Patient soll vor davor geschützt werden, dass seine Daten missbraucht, verfälscht oder gelöscht (Datensicherheit) werden.[75] Um Krankheitsverläufe auch später noch nachvollziehen zu können, müssen ärztliche Aufzeichnungen mindestens 10 Jahre nach Behandlungsabschluss, Aufzeichnungen über Röntgenbehandlungen sogar 30 Jahre aufbewahrt werden (dieser Zeitraum empfiehlt sich allgemein aus haftungsrechtlichen Gründen). Diese Verantwortung dafür hat bei z.B. einem Krankenhaus der Krankenhausträger, welcher beim Verschwinden von Akten die Beweislast zu tragen hat.[76] Elektronische Patientenakten (ePA)[77] sollen die Kommunikation unter den Leistungsbringern des Gesundheitswesens verbessern und die Wirtschaftlichkeit im gleichen Zuge steigern wie die Versorgung der Patienten. Auf regionaler Ebene sind mittlerweile gut funktionierende Ärztenetze entstanden. Daten lassen sich schnell synchronisieren und Behandlungspfade können hinterlegt werden. Die Behandlungspfade müssen allerdings regional selbst erarbeitet werden. Weiterhin werden Kontraindikationen schneller erkannt. Stimmen die Patienten einer anonymisierten Datenauswertung zu, ist das Aufrufen von Kennzahlen zur Struktur-, Prozess- und Ergebnisqualität einer Praxis sowie Feedbackvergleiche zu anderen Praxen möglich.[78] Abgesehen von Installations- und Betriebskosten von Hard- und Software werden der Datenschutz und die Datensicherheit durchaus kritisch betrachtet. Die Informationstransparenz kann unter Umständen die informationelle Selbstbestimmung untergraben und zu einem Vertrauensverlust in das Gesundheitssystem führen. Datenschutzrechtliche Restriktionen sind wichtig, um eine Diffusion von Verantwortung und Vertrauen im Netz zu verhindern. [79] Die Offenheit des Patienten ist Voraussetzung für eine richtige Diagnose und adäquate Behandlung. Den Umgang mit Stammdaten, medizinischen Notfalldaten und elektronischen Arztbriefen in der digitalen Kommunikation und

---

[75] Vgl. Höpken, A./Neumann, H.: 2008, S. 11.
[76] Vgl. Schell, W.: Stuttgart 2005, S. 124.
[77] Vgl. § 291a, SGB V.
[78] Ärztezeitung, URL:
http://www.aerztezeitung.de/praxis_wirtschaft/praxis_edv/article/816809/e-patientenakte-viele-vorteile-aerzte-patienten.html (Stand 09.06.2016).
[79] Schneider, U.: 2014, S. 54.

Anwendung im Gesundheitswesen regelt das E-Health-Gesetz[80]. Die Einhaltung von Sicherheitsstandards in der digitalen Infrastruktur ist eine grundlegende Voraussetzung für den Nutzen der ePA. Hier sind auch in Zukunft Neuerungen zu erwarten. Förderung der Telemedizin und Nutzung von Smartphones für Gesundheitsanwendungen sind derzeit zwei Gebiete, in denen Ausdifferenzierungen von Gesetzesvorgaben erforderlich sind.

---

[80] Bundesministerium für Gesundheit, URL:
http://www.bmg.bund.de/themen/krankenversicherung/e-health-gesetz/e-health.html (Stand 09.06.2016).

Literaturverzeichnis

Andersen, U., Woyke, W.: Handwörterbuch des politischen Systems der Bundesrepublik Deutschland, Opladen 2003

Bohnes, H.: Recht in der Pflege und in Gesundheitsberufen, Die wichtigsten Rechtsfragen schnell klären, Vom Abschluss des Pflegevertrags bis zum Nottestament, Regensburg 2015

Degenhart, C.: Staatsrecht I, Staatsorganisationsrecht, Mit Bezügen zum Europarecht, Heidelberg 2015

Deutsches Ärzteblatt, Jg 102, Heft 5, 4. Februar 2005

Eichenhofer, E.: Sozialrecht, Tübingen 2007

GesR - GesundheitsRecht 6/2014, S. 321-326

Hollo, D./Gaidzig, P.: Rechtliche Rahmenbedingungen für die ärztliche Beratung und Begutachtung, Stuttgart 2014

Höpken, A./Neumann, H.: Datenschutz in der Arztpraxis, Ein Leitfaden für den Umgang mit Patientendaten, Heidelberg 2008

Köchling, E.: Finanzierung und Recht sozialer Einrichtungen, Grundlagen für die Praxis, Hannover 2004

Köchling, E./Wassmann, H.: Recht der sozialen Sicherung, Riedlingen 2015

RV-SGB I, 13. Aufl. 2011

Schell, W.: Staatsbürgerkunde- und Gesetzeskunde für Pflegeberufe in Frage und Antwort, Stuttgart 2005

Schneider, U.: Einrichtungsübergreifende elektronische Patientenakten, Zwischen Datenschutz und Gesundheitsschutz, Wiesbaden 2016

Sozialgesetzbuch (Bücher I – XII), Beck-Texte im dtv, 44. Auflage, München 2015

Strafgesetzbuch In der Fassung der Bekanntmachung vom 13.11.1998 (BGBl. I S. 3322) zuletzt geändert durch Gesetz vom 03.12.2015 (BGBl. I S. 2177) m.W.v. 10.12.2015

Voß, B.: Kostendruck und Ressourcenknappheit im Arzthaftungsrecht, Schriftenreihe Medizinrecht, Heidelberg 1999

Waltermann, R.: Sozialrecht, Heidelberg 2009

Waltermann, R.: Sozialrecht, Heidelberg 2011

Zimmermann, C.: Der Gemeinsame Bundesausschuss, Normsetzung durch Richtlinien sowie ntegration neuer Untersuchungs- und Behandlungsmethoden in den Leistungskatalog der GKV, Heidelberg 2012

Internetquellen

Ärztezeitung, URL:
http://www.aerztezeitung.de/praxis_wirtschaft/praxis_edv/article/816809/e-patientenakte-viele-vorteile-aerzte-patienten.html

BfDI, URL:
http://www.bfdi.bund.de/DE/Datenschutz/Themen/Gesundheit_Soziales/GesundheitSozialesArtikel/Sozialgeheimnis.html

Bundesministerium des Innern, URL:
http://www.bmi.bund.de/DE/Themen/Gesellschaft-Verfassung/Datenschutz/Informationelle-Selbstbestimmung/informationelle-selbstbestimmung_node.html

Bundesministerium für Gesundheit, URL:
http://www.bmg.bund.de/themen/pflege/pflegestaerkungsgesetze/pflegestaerkungsgesetz-ii.html

Bundesministerium für Gesundheit, URL:
http://www.bmg.bund.de/themen/krankenversicherung/e-health-gesetz/e-health.html

Bundeszentrale für politische Bildung, URL:
http://www.bpb.de/politik/grundfragen/deutsche-verhaeltnisse-eine-sozialkunde/138744/historischer-rueckblick

Bundeszentrale für politische Bildung, URL:
http://www.bpb.de/nachschlagen/lexika/pocket-europa/16951/subsidiaritaetsprinzip

Bundeszentrale für politische Bildung, URL:
http://www.bmg.bund.de/themen/krankenversicherung/leistungen/leistungskatalog.html (Stand 13.5.2016).

Deutsche Sozialversicherung, URL: http://www.deutsche-sozialversicherung.de/de/wegweiser/einfuehrung.html

Deutsche Sozialversicherung, URL: http://www.deutsche-sozialversicherung.de/de/krankenversicherung/geschichte.html

G-BA, URL: https://www.g-ba.de/informationen/richtlinien/2/ (Stand 25.05.2016).

KZBV, URL: http://www.kzbv.de/warum-eine-kieferorthopaedische-behandlung.139.de.html (Stand 23.05.2016).

Rechtslexikon, URL: http://www.rechtslexikon.net/d/krankheit/krankheit.htm

Springer Gabler Verlag (Herausgeber), Gabler Wirtschaftslexikon, Stichwort: Krankheit, online im Internet:

35/Archiv/11636/krankheit-v12.html

Wirtschaftslexikon, URL:

http://www.wirtschaftslexikon.co/d/sozialgeheimnis/sozialgeheimnis.htm

BEI GRIN MACHT SICH IHR WISSEN BEZAHLT

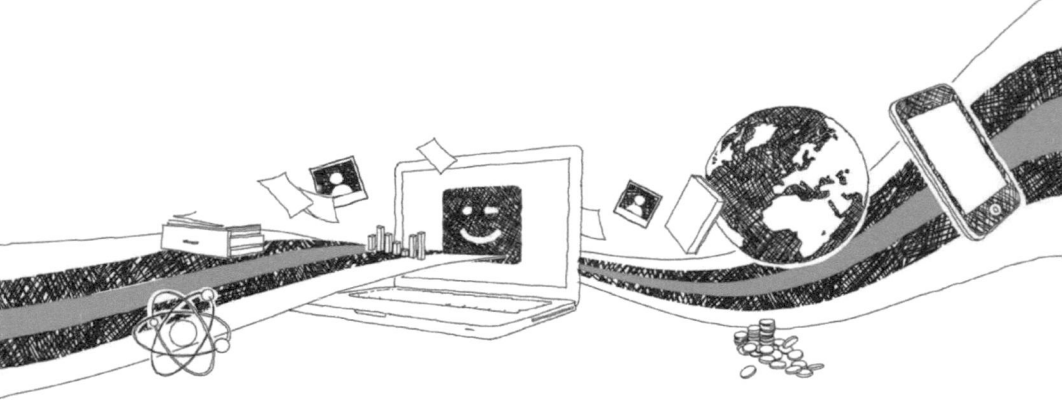

- Wir veröffentlichen Ihre Hausarbeit,
  Bachelor- und Masterarbeit

- Ihr eigenes eBook und Buch -
  weltweit in allen wichtigen Shops

- Verdienen Sie an jedem Verkauf

Jetzt bei www.GRIN.com hochladen
und kostenlos publizieren

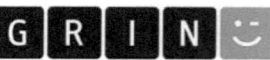